Mohamed Zairi
Mohamed Nabil Nessib

Biomecânica da Epifisiólise Femoral Superior em Adolescentes

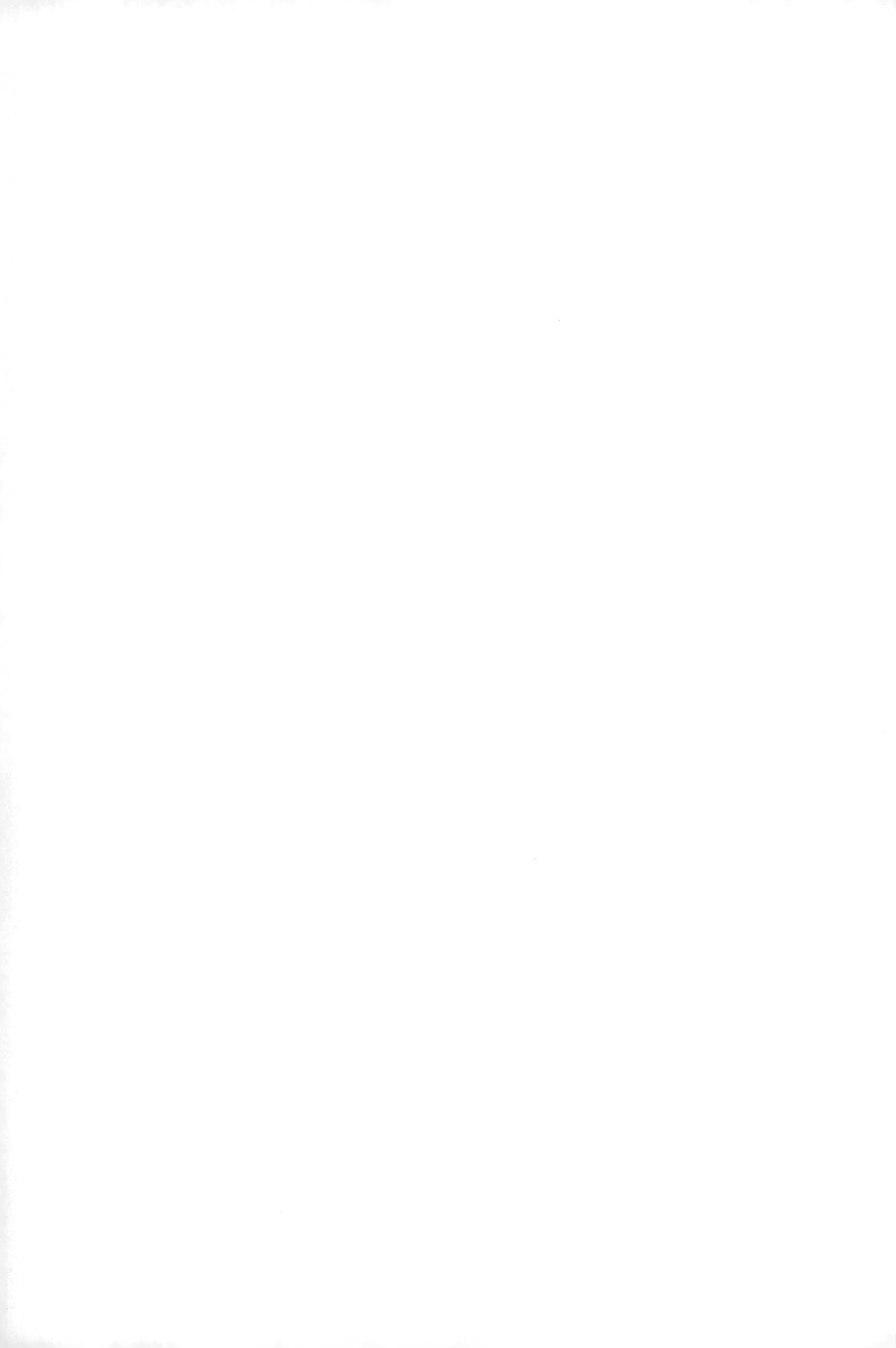

Mohamed Zairi
Mohamed Nabil Nessib

Biomecânica da Epifisiólise Femoral Superior em Adolescentes

Factores de risco e critérios de estabilidade

ScienciaScripts

Imprint

Any brand names and product names mentioned in this book are subject to trademark, brand or patent protection and are trademarks or registered trademarks of their respective holders. The use of brand names, product names, common names, trade names, product descriptions etc. even without a particular marking in this work is in no way to be construed to mean that such names may be regarded as unrestricted in respect of trademark and brand protection legislation and could thus be used by anyone.

Cover image: www.ingimage.com

This book is a translation from the original published under ISBN 978-620-3-44154-3.

Publisher:
Sciencia Scripts
is a trademark of
Dodo Books Indian Ocean Ltd. and OmniScriptum S.R.L Publishing group
Str. Armeneasca 28/1, office 1, Chisinau MD-2012, Republic of Moldova, Europe
Printed at: see last page
ISBN: 978-620-5-25553-7

BIOMECÂNICA DE EPIFISIÓLISE FEMORAL SUPERIOR A O ADOLESCENTE: FACTORES DE RISCO E CRITÉRIOS DE ESTABILIDADE

ÍNDICE

INTRODUÇÃO

A fim de compreender a história natural da epifisiólise femoral superior (UFE), é essencial estudar os seus componentes, a sua evolução e as suas consequências [1]. É aceite que a epífise escorrega em relação ao colo femoral, enquanto que na realidade é o colo que escorrega em relação à epífise, que está ligado ao acetábulo pelo ligamento redondo. Este deslocamento ocorre através da placa de crescimento do capital de base e precisamente ao nível da camada hipertrófica patológica.

A etiopatogenia ainda não está elucidada, mas vários factores de risco foram sugeridos. O principal factor de risco é o excesso de peso. Outros factores metabólicos têm sido incriminados, tais como hipotiroidismo, deficiência da hormona de crescimento e insuficiência renal crónica. O denominador comum entre todos estes factores de risco é a diminuição da força biomecânica da placa de crescimento subcapital e a sua casca perichondral.

A fixação percutânea do parafuso, com ou sem redução, é o padrão ouro para a gestão de PSA de pequeno e médio deslocamento.

Os objectivos do nosso trabalho foram os seguintes:

1. Identificar os factores biomecânicos envolvidos na ocorrência de epifisiólise femoral através de uma série de casos e de uma revisão da literatura.
2. Estudar os factores biomecânicos de estabilidade da epífise femoral superior após a fixação percutânea do parafuso permitindo a cura sem sequelas.

MÉTODOS

1. Tipo de estudo

Trata-se de um estudo retrospectivo, monocêntrico e longitudinal de 76 pacientes, 7 dos quais apresentaram uma forma bilateral; ou seja, 83 quadris tratados para EFS por fixação percutânea de parafusos no departamento de ortopedia p a r a crianças e adolescentes do Hospital Béchir Hamza em Tunis, durante um período de sete anos, de 1 de Janeiro de 2013 a 31 de Dezembro de 2019. O nosso recuo médio foi de 5,66 anos, com extremos que vão de 1,33 anos a 7,58 anos.

2. População do estudo

2.1. Critérios de inclusão

Incluímos no nosso estudo:

- EFS tratado exclusivamente por aparafusamento percutâneo.

- Um acompanhamento pós-operatório de pelo menos 12 meses.

2.2. Critérios de exclusão

Foram excluídos os doentes que tiveram apoio pós-operatório antes de 6 semanas.

2.3. Critérios de não-inclusão

O critério de não-inclusão foi o EFS tratado por redução aberta.

3. Métodos
3.1. Recolha de dados

Dados epidemiológicos, clínicos, radiológicos, terapêuticos e evolutivos de cada paciente foram recolhidos a partir dos registos médicos. Os dados foram processados utilizando o software Excel.

3.2. Estatísticas de análise

A análise estatística dos dados recolhidos foi levada a cabo utilizando o software SPSS versão 24.

3.3. Bibliografia de investigação

A pesquisa bibliográfica foi realizada utilizando os seguintes motores de busca: Science Direct, Pubmed, Cochrane, e Google Scholer.

3.4. Variantes e classificações (Apêndices 1-4)

No nosso estudo, utilizámos três tipos de classificação e uma pontuação. -Fahey e a classificação de O'Brien [2] que divide a EFS de acordo com a duração dos sintomas.

- Classificação de Loder e Kallio que julga a estabilidade da EFS [3,4].
- A classificação radiográfica de Southwick que divide a EFS de acordo com o ângulo de inclinação [5].

- Pontuação Postel e Merle d'Aubigné (PMA) que permite a avaliação dos resultados da cirurgia [6].

RESULTADOS

1. Dados epidemiológicos

1.1. Distribuição por género

O nosso estudo incluiu 76 pacientes, 53 dos quais eram rapazes (69,7%) e 23 raparigas (30,3%). Havia uma clara predominância masculina com uma proporção de sexo de 2,3.

1.2. Distribuição por idade

A idade na cirurgia variou entre 9 e 16 anos, com uma média de 12,5 anos.

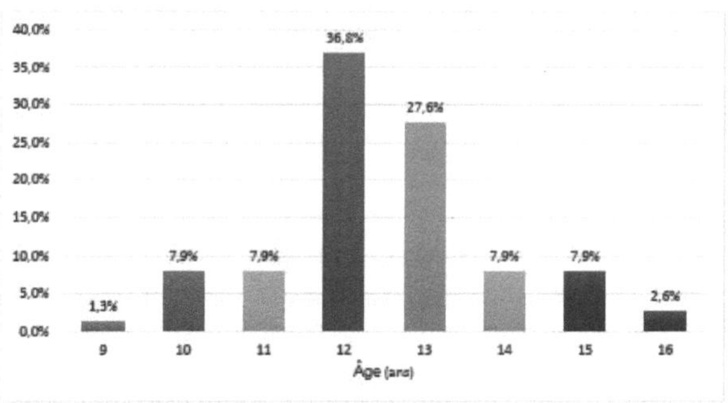

Figura 1: Distribuição etária.

1.3. Peso e morfotipo

58% dos casos (44 pacientes) tinham um peso > +3 SD (Desvios Padrão) dos quais 11% (8 pacientes) tinham um morfótipo adiposogénico, 13% dos casos (10 pacientes) tinham um peso entre +2 e +3 SD e 29% (22 pacientes) tinham um peso normal.

1.4. Noção de trauma

Foi encontrado traumatismo em 35,5% dos casos, ou seja, em 27 pacientes. Na maioria dos casos, foi mínimo, após uma queda de uma altura.

1.5. Tempo para assumir o comando

O atraso entre o diagnóstico EFS e a gestão cirúrgica não excedeu 24 horas para todos os pacientes, excepto um que foi operado após 7 dias em relação a uma contra-indicação anestésica.

2. Dados clínicos

2.1. Início da sintomatologia

O início foi agudo em 22,9% dos pacientes (19 quadris). Foi crónico em 60,2% (50 ancas) e agudo num fundo crónico em 16,9% (14 ancas).

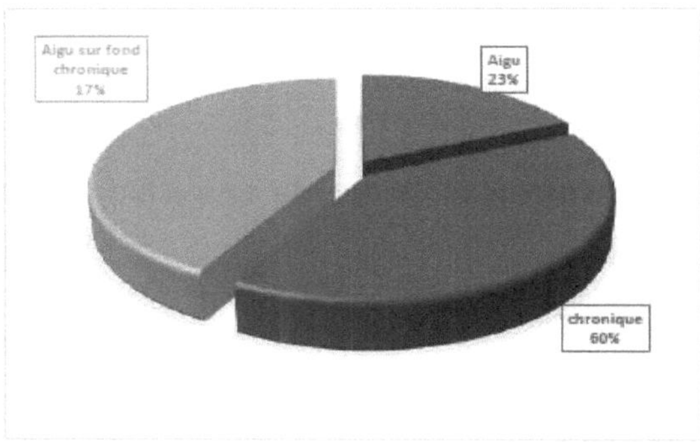

Figura 2: Distribuição de acordo com o modo de início.

2.2. Noção de estabilidade

Na nossa série, a forma estável representou 60% (50 ancas) e a forma instável 40% (33 ancas).

2.3. Do lado atingido

Entre os 76 pacientes operados, 7 apresentaram uma forma bilateral, ou seja, 9,2%. dos casos. A EFS foi unilateral em 90,8% dos casos, ou seja, 69 pacientes. O lado esquerdo foi o mais afectado, com 59,2% dos casos.

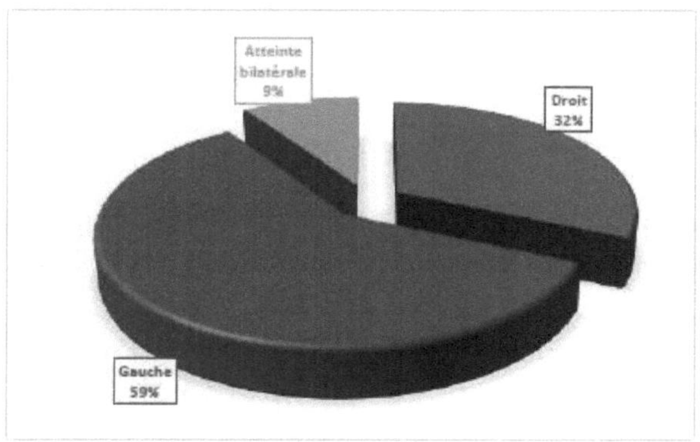

Figura 3: Distribuição de acordo com o lado afectado.

2.4. Sinais clínicos

2.4.1. Sinais funcionais

A manqueira foi a principal razão para a consulta dos pacientes. Dizia respeito a 67 quadris em 83, ou seja, uma percentagem de 88,1%. O quadro I abaixo mostra a distribuição de sinais funcionais nos nossos pacientes.

Tabela I: Distribuição de sinais funcionais nos nossos pacientes.

Sinal funcional	Pacientes	Percentagem
Coxeio	67	88,1%
Dor inguinal	23	30,2%
Impotência funcional parcial	21	27,6%
Impotência funcional total	30	39,4%
Gonalgia isolada	17	22,3%

2.4.2. Sinais físicos

A limitação da rotação interna, a diminuição do rapto e a marcha em rotação externa foram os sinais físicos mais comuns encontrados no exame clínico.o Quadro II mostra a distribuição dos sinais físicos nos nossos pacientes.

Quadro II: Distribuição de sinais físicos nos nossos pacientes.

Sinal físico	Hips	Percentagem
Limitação da rotação interna	80	96%
Abdução diminuída	74	89%
Andar em rotação externa	32	38,5%
Sinal positivo de Drehmann	10	12%
Amiotrófia da coxa	21	25,3%

3. Raio-X da pélvis da frente e das ancas do lado (Incidência Lauenstein)

Confirmar o diagnóstico positivo e classificar a viagem. Calculámos o ângulo de inclinação de acordo com o método de Southwick e de acordo com este último, os EFS foram classificados em três fases. Para os 83 quadris estudados, obtivemos:
- Etapa I: 47% (39 quadris)

- Etapa II: 43,3% (36 quadris)

- Etapa III: 9,7% (08 quadris)

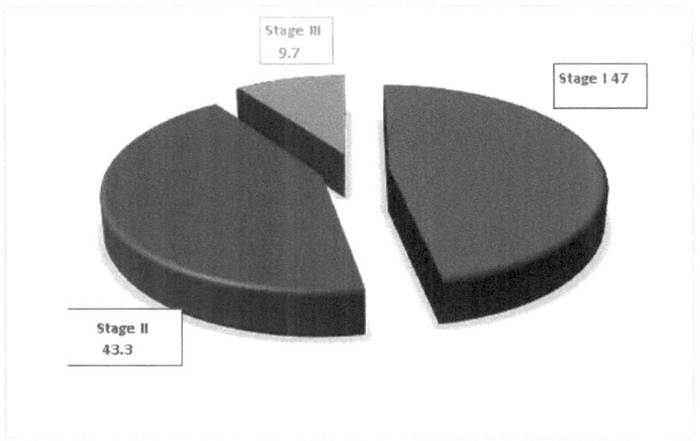

Figura 4: Distribuição por fase EFS.

4. Tratamento

4.1. Aterro do membro

Desde o momento da hospitalização, todos os nossos pacientes foram colocados sob tracção até ao processo de aparafusamento.

4.2. Redução antes do aparafusamento

Na nossa série, 56,6% dos casos (47 quadris) foram fixados sem qualquer redução e 43,4% dos casos (36 quadris) foram fixados após uma redução suave e parcial.

4.3. Meios de fixação

Para a fixação da epífise, utilizámos um parafuso tipo Veet-Woot, com arruela, concebido e fabricado na Tunísia. É um parafuso de titânio, canulado, com rosca completa e auto-roscante. Tem uma cabeça grande e mede 7,0 mm de diâmetro (Figura 5).

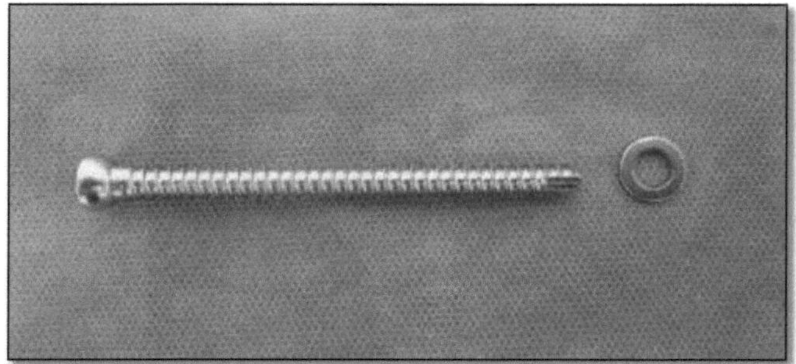

Figura 5: Parafuso canulado com arruela utilizada na fixação de epífise durante a EFS no departamento de ortopedia pediátrica do Hospital Béchir Hamza em Tunis.

4.4. Aparafusamento percutâneo : Figura 6 e 7

Também conhecida como osteossíntese cervicocefálica, o aparafusamento percutâneo é para evitar a continuação da lâmina ou para evitar a sua ocorrência.

Na nossa série, operámos 76 pacientes, 7 dos quais tinham uma forma bilateral em que a fixação percutânea bilateral de parafusos foi decidida de imediato, ou seja, 9% dos casos.

Para os 69 pacientes com uma forma unilateral, 71% dos casos tinham uma fixação percutânea unilateral de parafusos (49 pacientes) e 29% tinham, além disso, uma fixação percutânea profilática contralateral de parafusos da anca considerada saudável (20 pacientes). O parafuso foi inserido com a ajuda de um pino guia e preparação do percurso com uma broca e depois uma broca. Foi sempre feita uma tentativa de manter a tampa epifisária no seu centro, na vista frontal e lateral. Pelo menos três voltas de bobinas deveriam segurar a tampa.

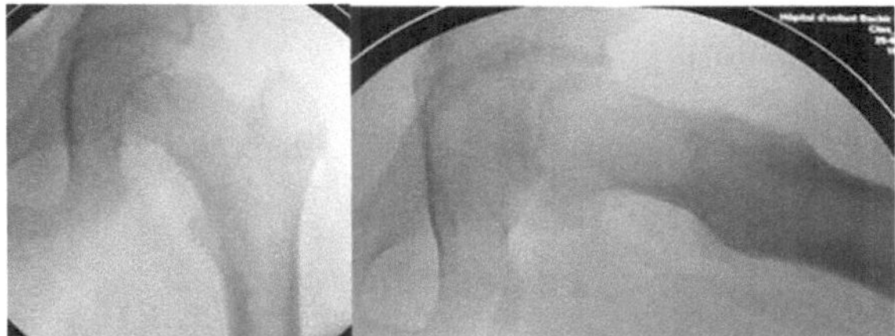

Figura 6: EFS fase II reduzida: um deslocamento residual de 15° permanece.

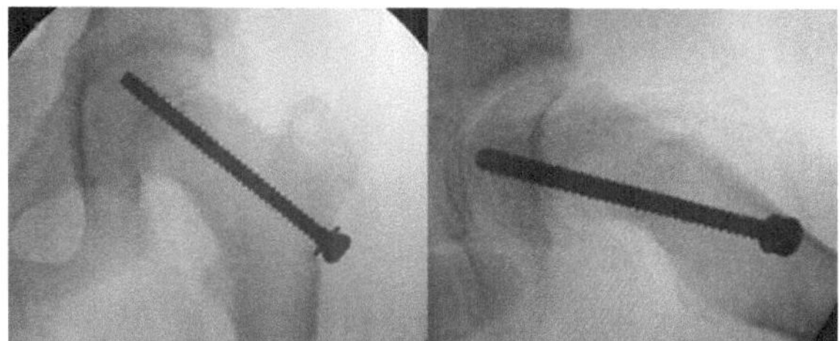

Figura 7: Aparafusamento percutâneo, o parafuso está no centro da tampa pela frente e de lado e pelo menos três voltas da rosca na tampa para melhor estabilidade.

4.5. Radiografia pós-operatória imediata

Permite-nos verificar se o parafuso está bem posicionado e calcular a inclinação residual.

4.6. Descarga do membro no pós-operatório

A proibição estrita de suportar peso no pós-operatório é de 6 semanas para todos os pacientes.

5. Seguimento

Construímos o ângulo de inclinação de acordo com o método de Southwick em todas as radiografias do perfil dos nossos pacientes para determinar a inclinação residual e deduzir quantos casos tiveram uma progressão de escorregamento após a fixação por parafuso. Verificámos que o escorregamento continuou a progredir significativamente (>5°) em apenas um paciente. Aumentou de 30° para 48°.

6. Evolução

6.1. Tempo para retomar a actividade normal

O tempo para voltar à actividade normal variou de 3 meses a 1 ano. 93,4% (71 pacientes) voltaram à actividade normal nos primeiros três meses após a aparafusagem, 5,3% dos casos (4 pacientes) entre 4 e 6 meses e 1,2% (1 paciente)
a 1 ano.

6.2. Hora de retomar a escolaridade

O recomeço da escolaridade foi rápido para a maioria dos nossos pacientes. O seu atraso variou de 7 a 20 dias, com uma média de 10 dias.

6.4. Prazo para retomar uma actividade

No nosso departamento, recomendamos a suspensão das actividades desportivas durante pelo menos 1 ano a todas as crianças operadas por uma EFS. O prazo de recuperação de um actividade desportiva em a nossa série a variou de 1 a 2 anos. 77,6% (59 pacientes) dos casos deixaram de praticar desporto durante um ano, 8% (6 pacientes) recomeçaram após 2 anos (11 pacientes) e 14,4% nunca recomeçaram a praticar desporto depois de terem aparafusado devido a apreensão.

7. Avaliação dos resultados

Com um seguimento médio de 5,66 anos, obtivemos excelentes resultados em 56,6% dos casos, bons resultados em 36,1%, resultados justos em 4,8% e maus resultados em 2,4% dos casos:
- Etapa I: 79,5% excelente, 18% bom, sem resultados médios e apenas 1 mau resultado.

- Etapa II: 38,9% excelente, 58,3% bom, 2,8% médio e nenhum mau resultado.

- Fase III: 25% excelente, 25% bom, 37,5% médio e 12,5% mau resultado.

As tabelas III, IV e V abaixo resumem os nossos resultados.

Tabela III: Resultados funcionais globais após a fixação dos parafusos de acordo com a pontuação PMA.

Apreciação	Número de ancas	Percentagem
Excelente	47	56,6%
Cupões	30	36,1%
Significa	4	4,8%
Mau	2	2,4%

Tabela IV: Resultados de aparafusamento de acordo com a gravidade do deslocamento.

a- Em número de ancas operadas:

Resultados / Estádio	I	II	III	Total
Excelente	31	14	2	47
Cupões	7	21	2	30
Significa	0	1	3	4
Mau	1	0	1	2
Total	39	36	8	83

b- Em percentagens:

Resultados / Estádio	I	II	III
Excelente	79,5%	38,9%	25%
Cupões	18%	58,3%	25%
Significa	0%	2,8%	37,5%
Mau	2,5%	0%	12,5%

Tabela V: Resultados de aparafusamento de acordo com o tratamento.

a- Em número de ancas operadas:

Tratamento / Resultados	Excelente	Cupões	Significa	Pobre	Total
Aparafusamento in situ	29	18	0	0	47
Redução + aparafusamento	18	12	4	2	36
Total	47	30	4	2	83

b- Em percentagens:

Tratamento / Resultados	Excelente	Cupões	Significa	Mau
Aparafusamento in situ	61,7%	60%	0%	0%
Redução + aparafusamento	38,3%	40%	100%	100%

DISCUSSÃO

1. Etiopatogenia

A etiopatogénese exacta da EFS é até à data desconhecida. É provavelmente multifactorial [7]. Os factores mecânicos, endócrinos e genéticos, bem como a radio-quimioterapia parecem estar envolvidos na sua génese.

1.1. Factores mecânicos

Foram identificados três factores mecânicos: diminuição da anteversão femoral relacionada com a obesidade, aumento das forças de corte, e mais recentemente a forma da placa de crescimento. A anteversão femoral é de 9,8° em crianças com EFS, enquanto que é de 25° em crianças sem epifisiólise [8]. A obesidade aumenta as forças aplicadas na extremidade superior do fémur. Isto leva a uma remodelação excessiva do pescoço e diminui a anteversão femoral [9]. O mecanismo preciso é ainda desconhecido. O peso do sujeito e a acção dos músculos exercem forças no plano frontal perpendicular ao plano da placa superior de crescimento femoral, correspondendo a uma tensão compressiva [10].

Devido à inclinação e anteversão fisiológica do pescoço, a anca de apoio flexiona automaticamente quando o passo é dado. A flexão irá progressivamente eliminar a anteversão e colocar esta anca de suporte em retroversão funcional. Este mecanismo é mais importante durante a marcha rápida e a corrida (Figura 8).

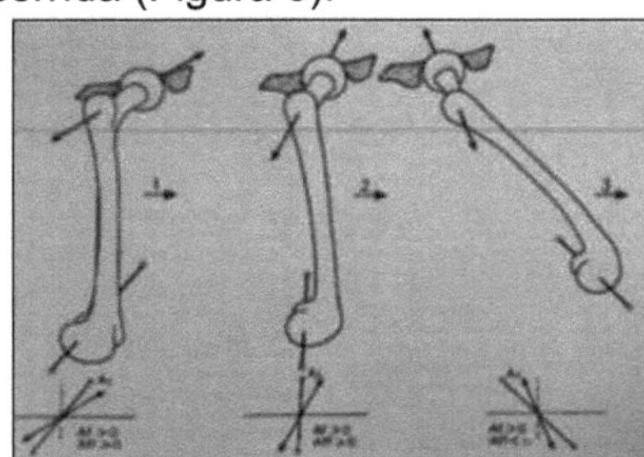

Figura 8: Flexão da anca durante a marcha rápida.
Transformação da anteversão anatómica em retroversão funcional[11].

A força resultante sobre a placa de crescimento é anteroposterior no plano horizontal. É composta por um componente KK' no eixo do pescoço, mantendo a coesão cabeça-pescoço, e um componente KS dirigido posteriormente contra a borda posterior do acetábulo. Quanto maior for a retroversão anatómica ou funcional, mais a componente de coesão diminui e mais a tensão de corte aumenta (Figura 9).

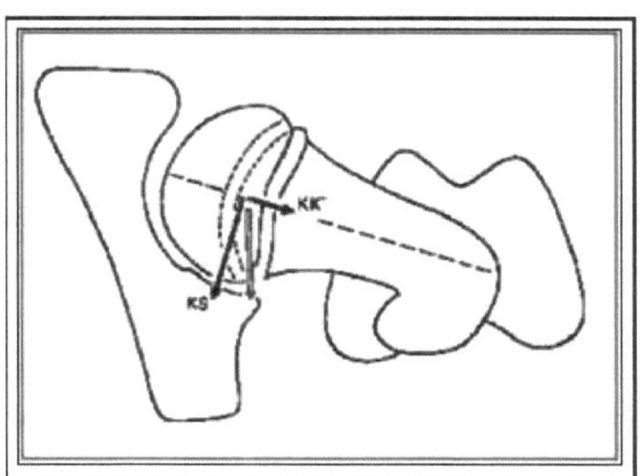

Figura 9: Decomposição da tensão anteroposterior experimentada pela epífise femoral num plano horizontal em dois componentes: um componente de coesão cabeça-pescoço KK e uma componente de tosquia KS [11].

Também a favor de uma explicação mecânica, foi demonstrado que o risco de epifisiólise era maior nas crianças com uma maior inclinação da placa superior de crescimento femoral (perpendicular ao eixo do colo femoral), como mostra a figura 10 abaixo na imagem à direita [12].

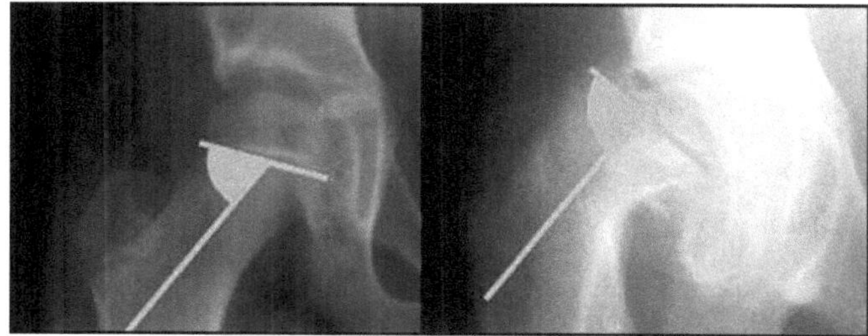

Figura 10: Aumento da inclinação da placa de crescimento de uma criança com EFS [12].

1.2. Factores endócrinos

A fragilização da placa superior de crescimento femoral também parece estar relacionada com factores endócrinos. Três hormonas principais foram incriminadas na etiopatogénese da EFS. Harris [13] realizou análises histológicas nas biópsias da placa de crescimento durante o EFS, encontrou alterações no ciclo celular e desorganizações do colagénio sob a influência de GH e hormonas sexuais. De facto, sob a influência do GH, a placa de crescimento torna-se hipertrófica. **O aumento da sua espessura leva a uma diminuição da sua resistência.** Pelo contrário, os estrogénios aumentam a sua resistência e aceleram o seu encerramento, abrandando a sua actividade [13]. Isto poderia explicar a ocorrência de EFS especialmente no período pré-púbere, durante o qual o GH é secretado de forma pulsátil e precede a secreção da hormona sexual [14, 15]. Trabalhos recentes publicados em 2017 pela Halverson e colegas [16] destacaram um possível envolvimento da leptina na ocorrência de EFS.

Foi demonstrado que entre dois adolescentes de peso idêntico, aquele que desenvolve EFS tem um nível de leptina significativamente mais elevado do que o outro. A EFS também pode ser secundária a outras condições como a insuficiência renal crónica e o hipotiroidismo. Numa série publicada por Wilcox et al [17], o hipotiroidismo foi observado em 25% dos EFS, uma diminuição dos níveis de testosterona em 76% dos EFS e uma diminuição dos níveis de GHS em 87% dos EFS. Numa série de 131 EFS, Wells [18] observou uma taxa de 7% de patologias endócrinas e Mann [19] relatou uma anomalia endócrina em 4 de 20 crianças com EFS.

1.3. Factores genéticos

Uma componente hereditária foi sugerida em alguns estudos [20, 21]. Rennie et al [22] relataram uma incidência de 7-14% dos casos com um historial familiar de EFS. Enquanto Loder et al [23] estimaram uma incidência de EFS numa família de 39%. A teoria genética também foi sugerida para a associação de EFS com síndrome de klinefelter ou trissomia do cromossoma 21 [24]. Dois EFS em dois gémeos homozigotos foram relatados [25]. Alguns autores, incluindo Unsal [26], incriminaram o haplótipo HLA DR4 como factor contribuinte, enquanto outros, incluindo Spero [25], identificaram uma ligação com o HLA B12. Até à data, nenhum gene foi identificado como responsável por esta condição.

1.4. Radiochemoterapia

Tem sido relatado que a EFS pode ser secundária à irradiação local [27]. Foram notificados alguns casos raros que ocorreram após radioterapia local, sozinhos ou combinados com quimioterapia [28, 29].

2. Dados da literatura e da nossa série :

2.1. Prevalência

Numa grande série mundial multicêntrica de 1630 crianças, a prevalência média de epifisiólise foi estimada em 2/100.000 crianças. Na mesma série, esta prevalência era variável de acordo com a raça. De facto, foi a mais baixa nos japoneses e indo-mediterrânicos e a mais elevada nas crianças polinésias e negras que são 2-4 vezes mais afectadas do que as crianças brancas [14]. A prevalência de EFS é mais elevada em crianças com certas perturbações endócrinas, tais como perturbações da hormona sexual, hipotiroidismo, hiperparatiroidismo e osteodistrofia renal [1,30]. Outro estudo mais recente publicado em 2018 confirmou que a incidência de EFS é variável entre países e etnias, variando entre 0,2 por 100.000 crianças no Japão oriental e 10,8 por 100.000 crianças nos Estados Unidos. Esta prevalência está claramente a aumentar e progride com o índice médio de massa corporal (IMC) com a idade [30].

2.2. Género

A EFS afecta mais frequentemente os rapazes do que as raparigas. Na nossa série, 69,7% da população estudada eram rapazes, ou seja, uma proporção de sexo de 2,3. Esta predominância masculina pode ser explicada por: [1]

- A turbulência mais pronunciada dos rapazes.
- A diferença no perfil endócrino com puberdade posterior em rapazes.

- Um período de crescimento mais longo com a fusão de placas de crescimento retardado predispondo os rapazes a um risco mais elevado.

2.3. Idade

A EFS é uma patologia do adolescente entre os 9 e 16 anos de idade. Ocorre no início da puberdade durante a fase de crescimento acelerado, com mais de 60% dos casos ainda com uma cartilagem aberta em forma de Y [31]. A idade média de início é de 13 anos e 6 meses em rapazes e 12 anos em raparigas [14]. Nos casos de EFS que ocorrem em doentes com 10 anos e mais novos ou mais de 16 anos com uma cartilagem em Y aberta, deve procurar-se uma endocrinopatia subjacente [32]. Na nossa série, a idade média no diagnóstico foi de 12,5 anos com um desvio padrão de 2 anos e extremos de 9 e 16 anos.

2.4. Obesidade e morfotipo

A revisão da literatura mostra que o excesso de peso é o principal factor de risco para a FES. É comum que esta condição seja observada em crianças com um morfótipo adiposogénico que combina excesso de peso e atraso no desenvolvimento puberal. Um estudo recente realizado nos Estados Unidos por Maranho et al [33] que incluiu 469 casos de EFS entre 2000 e 2017 relatou um IMC acima do percentil 95 em 67% dos casos.15% das crianças tinham excesso de peso (85 ≤ IMC < percentil 95) e aquelas com peso normal (< percentil 85) representaram apenas 18% dos casos. Os resultados encontrados são consistentes com a literatura. De facto, no nosso estudo, 58% dos pacientes eram obesos e 13% tinham excesso de peso. Identificámos também uma associação entre a obesidade e a forma bilateral. Na nossa série, entre os 7 pacientes com uma forma bilateral, 5 eram obesos. Estamos de acordo com a literatura sobre o papel da obesidade na ocorrência precoce de EFS. No nosso estudo, as crianças com uma forma precoce (idade ao diagnóstico ≤ 10 anos) eram todas obesas.

2.5. Noção de trauma

O papel do trauma é apreciado de forma variada de acordo com os diferentes estudos. Para muitos autores, é um deslocamento não-traumático que constitui um acidente no final do crescimento e indica um envelhecimento prematuro da placa de crescimento. Para outros, a EFS é descrita como ocorrendo após um trauma em cerca de 25% dos casos [34]. No entanto, embora a hipótese de uma causa traumática tenha sido defendida, os diferentes estudos têm insistido nos últimos vinte anos no papel desencadeador ou revelador do trauma, mas não realmente na causa da patologia. O início do EFS pode ser causado por um trauma súbito ou por uma série de microtraumas repetitivos que aumentam as forças de corte na epífise, particularmente quando a coxa é raptada e rodada lateralmente [34,35].

Smida et al realizaram um estudo multicêntrico envolvendo 240 casos de EFS. Relataram a noção de trauma em 43,5% dos casos [1]. Na nossa série, a história revelou a noção de trauma em 35,5% dos casos. Foi frequentemente mínima e ocorreu geralmente durante uma actividade desportiva.

2.6. Tempo para assumir o comando

Todos os estudos realizados sobre a EFS afirmam que a gestão cirúrgica deve ser tão urgente quanto possível, a fim de parar a progressão do deslocamento e evitar o seu aumento. Isto reduz o risco de complicações, cuja frequência aumenta com a extensão do deslocamento. Dos 83 quadris tratados, 80 foram operados nas primeiras 24 horas após o diagnóstico. O tempo médio entre os primeiros sintomas e o diagnóstico foi de 2 meses e 28 dias. É essencial salientar o frequente atraso no diagnóstico, especialmente nas formas crónicas. Esta longa duração da evolução caracteriza a doença. Pode ser explicado pela longa tolerância da EFS crónica e estável, por um lado, e pela falta de conhecimento da doença por parte do clínico no início do seu curso, por outro.

3. Dados clínicos

3.1. Formulários clínicos
3.1.1. Classificação de acordo com o início da sintomatologia

De acordo com o tempo decorrido desde o início dos primeiros sintomas, as EFS são classificadas como crónicas, agudas e agudas sobre crónicas. Esta classificação é baseada na duração dos sintomas recolhidos durante o interrogatório da criança e/ou dos pais. Tem a vantagem de descrever as diferentes formas encontradas na prática clínica [36]. A incidência das três formas é avaliada de forma variada ao longo da série (Tabelas VI e VII).

Quadro VI: Frequência da forma crónica.

Autor	Revelação progressiva
Smida et al (2007) [1]	40,5%
Maranho et al (2019) [33]	54%
A nossa série	60%

Quadro VII: Frequência de agudos e agudos em formas crónicas de fundo.

Autor	Forma aguda	Forma aguda sobre um fundo crónico
Smida et al (2007) [1]	19,3%	40,5%
Maranho et al (2019) [33]	29%	17%
A nossa série	23%	17%

3.1.2. Classificação de acordo com a estabilidade

A epifisiólise é classificada como estável quando não há efusão intra-articular e a marcha com ou sem cana é possível e como instável quando há uma efusão intra-articular e a marcha é impossível mesmo com assistência. Esta classificação é agora a mais utilizada na prática clínica pelo seu valor prognóstico: a frequência de ocorrência de osteonecrose femoral está fortemente correlacionada com a estabilidade da epífise. EFS instáveis têm um risco elevado de osteonecrose femoral, que pode atingir 50% em algumas séries, enquanto que em EFS estáveis o risco de necrose é praticamente nulo [3]. O EFS estável é a forma mais frequente na maioria dos estudos (Tabela VIII).

Quadro VIII: Distribuição de formas estáveis e instáveis de acordo com diferentes séries.

Autor	Forma estável	Forma instável
Loder (1993) [3]	54,5%	45,5%
Smida (2007) [1]	46%	54%
Maranho et al (2019) [33]	76%	24%
A nossa série	60%	40%

3.2. Do lado atingido

A predominância do envolvimento unilateral da esquerda na EFS é amplamente relatada na literatura. A mudança de uma posição estática (sentado ou parado) para uma dinâmica (início da marcha) pode explicar a ocorrência mais frequente de EFS esquerda em pacientes destros que avançam o membro inferior direito no início da marcha. É o membro inferior esquerdo que sofre as restrições mecânicas excessivas. Carlioz e Rey [10] relataram que o membro inferior esquerdo representa o membro de impulso e apoio em 70% dos casos. Na nossa série, o envolvimento unilateral esquerdo foi o mais frequente, com uma taxa de 59,2%.

3.3 Bilateralidade

A prevalência da bilateralidade varia de acordo com as séries. Varia de 18 a 63 % [30]. O quadro IX abaixo mostra as taxas d e envolvimento bilateral de acordo com as diferentes séries.

Quadro IX: Envolvimento bilateral.

Autor	Envolvimento bilateral
Loder (1996) [14]	22,3%
Smida et al (2007) [1]	12%
Maranho et al (2019) [33]	10%
A nossa série	9%

4. Imagiologia

4.1. Raio-x da pélvis da face

As radiografias frontais da pélvis podem mostrar sinais de escorregamento da epífise femoral. Smida et al [1] descobriram que a linha de Klein intersectou a epífise femoral em 27% dos casos, foi tangente à epífise em 41%, e passou para fora da epífise em 31% dos casos. Maranho et al [33] relataram que a linha de Klein não intersectou a epífise em 85% dos casos. Na nossa série, a linha de Klein não cortou o núcleo epifisário em 70% dos casos. Uma linha Klein a cortar a epífise não elimina o diagnóstico de EFS: caso de inclinação posterior pura.

4.2. Radiografia da anca em perfil; Incidência de Lauenstein

Assim que o diagnóstico de EFS é evocado, o raio-X do perfil torna-se essencial para confirmar o deslocamento e avaliar a sua importância. É muitas vezes suficiente para fazer o diagnóstico, especialmente nas formas iniciais com um pequeno deslocamento que é difícil de detectar na radiografia frontal.

5. Tratamento

5.1. Redução antes do aparafusamento

A redução do deslize antes da cirurgia EFS é um tema que tem sido amplamente discutido na literatura. Embora a redução tenha sido indicada por alguns autores em formas agudas, foi sempre proscrita em formas crónicas. Alguns autores como Gordon [37] e Jofe [38] têm defendido a redução ortopédica apenas da componente aguda da EFS. Esta redução é conseguida pela flexão, rapto e rotação interna da anca. Deve ser realizada sob anestesia, sobre uma mesa ortopédica e de uma forma suave. Permite a redução fechada do escorregamento agudo [39].

5.2. Meios de fixação

5.3.1. Número de parafusos

Vários estudos demonstraram a eficácia da fixação com parafuso único [5,14], mas outros autores relataram que em 20% dos casos o deslizamento progride em média 10° após a fixação com parafuso único [40,41]. O número de parafusos necessários está relacionado com o diâmetro utilizado. Para parafusos de **4,5 mm de diâmetro**, a tampa é estabilizada por **dois parafusos**, enquanto um **parafuso único** de **6,0 ou 7,0 mm de** diâmetro **é suficiente** para estabilizá-lo.

5.3.2. Tópico

São utilizados diferentes tipos de fios.

> **Parafusos de rosca completa canulados**
Permitem acções de fixação e epifisiodese, tais como o parafuso utilizado pela nossa equipa. (Cf. figura 5)

> **Parafuso roscado distal**
Miyanji [42] mostrou num estudo experimental que não havia superioridade biomecânica da rosca total sobre a rosca parcial (Figura 11). Por outro lado, outros estudos [43, 44] encontraram uma maior estabilidade da síntese ao utilizar parafusos com roscas completas.

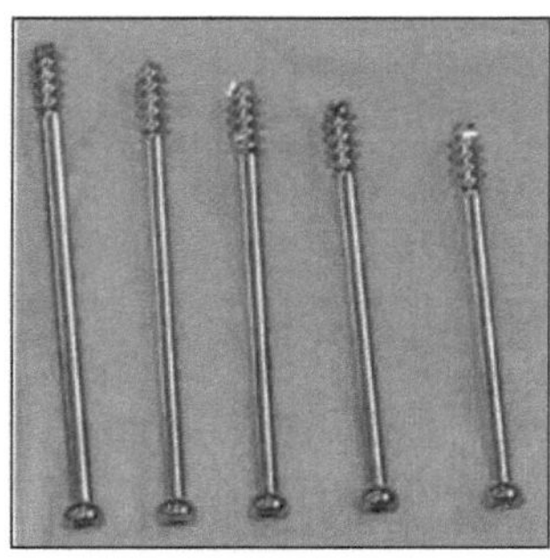

Figura 11: Parafuso com rosca parcial distal [45].

O objectivo deste tipo de fio é parar o deslizamento, evitando a epifisiodese. Os seus designers [46] demonstraram que a suavidade da parte distal do fio permite que o colo femoral continue a crescer, garantindo ao mesmo tempo uma fixação óptima da epífise com remodelação óssea que pode evitar complicações relacionadas com distúrbios arquitectónicos (Figura 12).

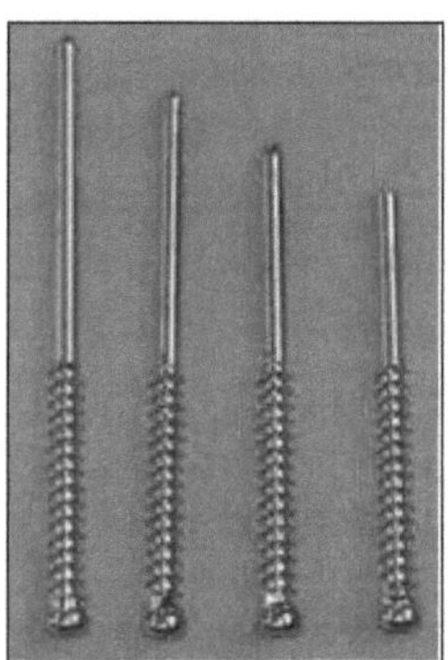

Figura 11: Parafuso com rosca proximal parcial [45].

➤ Parafusos telescópicos

Este tipo de parafuso foi concebido pela Smida [1] (Figura 13) para conseguir uma fixação epifisária, permitindo ao mesmo tempo o crescimento do pescoço. É também utilizado para evitar uma complicação frequente e pouco conhecida: coxa vara breve.

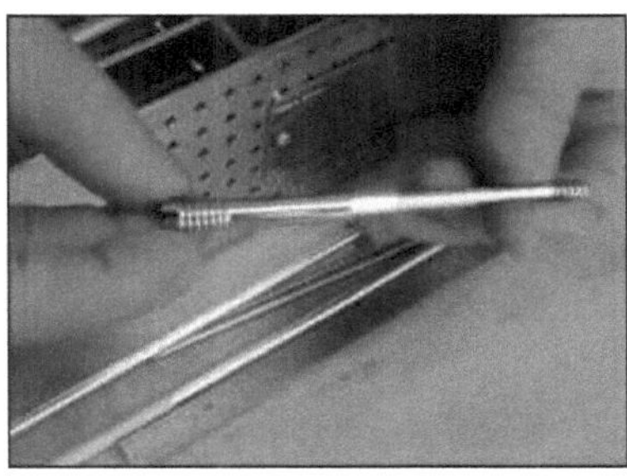

Figura 12: Parafuso telescópico.

Na nossa série, a fixação da epífise femoral foi feita para todos os pacientes por um único parafuso canulado de rosca inteira medindo 7,0 mm de diâmetro com pelo menos três voltas da bobina segurando a tampa epifisária.

6. Acompanhamento / Progressão do deslize após a aparafusagem

Todos os pacientes que foram submetidos a EFS tiveram um check-up radio-clínico pós-operatório às 6 semanas, 3 meses, 6 meses e 1 ano de evolução, e depois uma vez por ano para avaliar os resultados funcionais da fixação do parafuso, procurar sinais de epifisiodese, detectar uma possível complicação e monitorizar a articulação contralateral da anca Na nossa série, apenas um caso de progressão significativa de deslizamento (>5°) foi observado. Esta complicação é também muito raramente encontrada nas séries que relataram os resultados do tratamento com EFS por fixação percutânea de parafusos. Chen et al [47] relataram apenas um caso de agravamento do escorregamento após fixação de parafusos numa série de 30 EFS instáveis estudadas. A progressão do escorregamento após a fixação percutânea de parafusos foi explicada na literatura por fixação insuficiente. Alguns autores relataram que em 20% dos casos, o deslizamento progride em média 10° após a fixação com um único parafuso [40,41]. No entanto, a fixação com parafusos múltiplos não demonstrou ser superior, e o uso de um único parafuso canulado posicionado no meio da epífise perpendicular à fisária é a técnica de escolha actualmente recomendada [48].

CONCLUSÕES

A fim de compreender a história natural da epifisiólise femoral superior (UFE), parece-nos fundamental estudar os seus componentes, a sua evolução e as suas consequências. A epiopatogenia do FFE ainda não foi elucidada, mas vários factores de risco foram sugeridos. O principal factor de risco é o excesso de peso. Os objectivos do nosso trabalho foram identificar os factores biomecânicos envolvidos na ocorrência da epífise femoral superior através de uma série de casos e uma revisão da literatura e estudar os factores biomecânicos de estabilidade da epífise femoral superior após fixação percutânea do parafuso permitindo a cura sem sequelas.Para cumprir estes objectivos, realizámos um estudo retrospectivo, monocêntrico e longitudinal no Hospital Infantil Béchir Hamza, em Tunes, durante um período de sete anos. Oitenta e três quadris foram tratados para EFS por fixação percutânea de parafusos em setenta e seis pacientes, incluindo sete formas bilaterais. Incluímos a EFS tratada exclusivamente por fixação percutânea de parafusos com um acompanhamento pós-operatório de pelo menos doze meses. No nosso estudo, utilizámos três tipos de classificação e uma pontuação.Setenta e seis pacientes foram divididos em cinquenta e três rapazes (70%) e 23 raparigas (30%), com uma proporção de sexo de 2,3. A idade na cirurgia variou entre 9 e 16 anos, com uma média de 12,5 anos. Cinquenta e oito por cento dos casos tinham um peso > +3 SD (Desvios Padrão) com 11% tendo um morfótipo adiposogénico. 13% dos casos tinham um peso entre +2 e +3 SD e 29% tinham um peso normal. O atraso entre o diagnóstico EFS e a gestão cirúrgica não excedeu 24 horas para 98% dos pacientes. A forma estável representou 60% e a forma instável 40% dos casos. Para as oitenta e três ancas estudadas, obtivemos 47% fase I, 43% fase II e 10% fase III. Para a fixação epifisária, utilizámos um parafuso tipo Veet-Woot com uma arruela. Avaliámos os resultados da fixação do parafuso com base na classificação Postel e Merle d'Aubigné (PMA). Com um seguimento médio de 5,66 anos, obtivemos excelentes resultados em 56,6% dos casos, bons resultados em 36,1%, resultados justos em 4,8%, e maus resultados em 2,4% dos casos.Comparando os nossos resultados com os da literatura, o factor mecânico representa o principal factor de risco para a EFS. A obesidade foi considerada um factor de risco por todas as séries estudadas. Resulta na diminuição da anteversão femoral e no aumento das forças de cisalhamento. Ainda a favor de uma explicação mecânica, foi demonstrado que o risco de epifisiólise era maior em crianças com maior inclinação da placa superior de crescimento femoral Outros factores metabólicos foram incriminados, tais como hipotiroidismo, deficiência da hormona de crescimento, insuficiência renal crónica. Factores genéticos também foram implicados na génese da EFS, tais como a trissomia do cromossoma 21 e a etnia. Também têm sido relatados EFS secundários em doentes com cancro submetidos a quimioterapia. O denominador comum entre todos estes factores de risco é a diminuição da força biomecânica da placa de crescimento subcapital e o seu rebordo pericondral. A fixação percutânea do parafuso, com ou sem redução, é o padrão ouro para a gestão de PSA de pequeno e médio deslocamento. O seu objectivo é estabilizar a tampa femoral, parando e agravando assim o deslizamento. Estão disponíveis no mercado vários tipos de dispositivos e implantes, mas recomendamos o parafuso Weet-voot canulado e rosqueado com 7mm de diâmetro. O posicionamento do parafuso na tampa é também um factor importante na estabilidade. O parafuso deve estar no centro da tampa nas radiografias frontal e lateral. Pelo menos três voltas do parafuso para manter a tampa no lugar e seis semanas de descarga da anca operada são também requisitos biomecânicos para a estabilidade da tampa epifisária. O nosso trabalho abre os horizontes para uma tese no campo da engenharia biomecânica aplicada ao sistema músculo-esquelético, permitindo um estudo laboratorial para melhor identificar os elementos de estabilidade pós-operatória.

REFERÊNCIAS

1. Smida. M, Ben Ghachem. M, Bouchoucha. S. Epifisiólise femoral superior. XXIII Congresso Nacional do SOTCOT. 2007. p10 https://www.fichier-pdf.fr/2014/03/16/epiphysiolyse-femorale-superieure-sotcot

2. Fahey JJ, O'Brien ET. Epifisiólise femoral aguda com escorregamento capilar. Revisão da literatura e relatório de dez casos. J Bone Joint Surg Am. 1965;47:1105-27.

3. Loder R, Richards BS, Shapiro PS, Reznick LR, Aronso DD. Epifisiólise femoral aguda com escorregamento capilar: A importância da estabilidade fisiológica. J Bone Joint Surg Am. 1993;75:1134-40.

4. Kallio PE, Paterson DC, Foster BK, Lequesne GW. Classificação em epifisiólise femoral capital escorregadia. Avaliação ultra-sonográfica da estabilidade e remodelação. Clin Orthop Relat Res. 1993;294:196-203.

5. Southwick WO. Osteotomia através do trocanter inferior para epífise femoral capital escorregadia. J Bone Joint Surg Am. 1967;49(5):807-35.

6. Merle d'Aubigné RM, Postel M. Função al resultados de artroplastia da anca com prótese acrílica. J Bone Joint Surg Am. 1954;36:451-75.

7. Pritchett JW, Perdue KD. Factores mecânicos na epífise femoral capital escorregadia. J Pediatr Orthop. 1988;8(4):385-8.

8. Gelberman RH, Cohen MS, Shaw BA, Kasser JR, Griffin PP, Wilkinson RH. A associação da retroversão femoral com epifisiólise femoral capital escorregadia. J Bone Joint Surg Am. 1986;68(7):1000-7.

9. Galbraith RT, Gelberman RH, Hajek PC, Baker LA, Sartoris DJ, Rab GT, et al. Obesidade e diminuição da anteversão femoral na adolescência. J Orthop Res. 1987;5(4):523-8.

10. Carlioz H, Pous JG, Rey JC. Epifisiólise femoral superior. Rev Chir Orthop Reparatrice Appar Mot. 1968;54(5):387-491.

11. Jacquemier M, Noca P, Dick R, Bollini G, Moulia-Pelat JP, Migliani R, et al. Estudo da anteversão femoral na epifisiólise femoral superior do adolescente. Cerca de 25 casos. Rev Chir Orthop Reparatrice Appar Mot. 1991;77(8):530-6.

12. Abu Amara S, Leroux J, Lechevallier J. Cirurgia para epifisiólise femoral de escorregamento capital em adolescentes. Orthop Traumatol Surg Res. 2014;100(1 Suppl):S157-67.

13. Harris Wr. A base endócrina para o escorregamento da epífise femoral superior. J Bone Joint Surg Am. 1950;2;32-B(1):5-11.

14. Loder RT. A demografia da epífise femoral capital escorregadia. Um estudo multicêntrico internacional. Clin Orthop Relat Res. 1996;(322):8-27.

15. Exner GU. Crescimento e desenvolvimento pubertário em epífise femoral capital escorregadia: um estudo longitudinal. J Ortopedia Pediatra. 1986;6(4):4039.

16. Halverson SJ, Warhoover T, Mencio GA, Lovejoy SA, Martus JE, Schoenecker JG. Elevação da leptina como factor de risco para epífise femoral de escorregamento capital independente do estado de obesidade. J Bone Joint Surg Am. 2017;99(10):865-872.

17. Wilcox PG, Weiner DS, Leighley B. Factores de maturação na epífise femoral capital escorregadia. J Pediatr Orthop. 1988;8(2):196-200.

18. Wells D, K ng JD, Roe TF, Kaufman FR. Revisão da epífise femoral capital escorregadia associada à doença endócrina. J Pediatr Orthop. 1993;13(5):610-4.

19. Mann DC, Weddington J, Richton S. Estudos hormonais em doentes com epifisiólise femoral capital escorregadia sem evidência de endocrinopatia. J Pediatr Orthop. 1988;8(5):543-5.

20. Hägglund G, Hansson LI, Sandström S. Epifisión femoral de escorregamento familiar capital. Escândalo Acta Orthop. 1986;57(6):510-2.

21. Mayrargue E, Hamel A, Le Cour Grandmaison F, Guillard S, Rogez JM. Um relato de caso Uma forma familiar de escorregamento epifisário. Arch Ped. 2008;15(5):1029.

22. Rennie AM. A herança da epífise femoral superior escorregadia. J Bone Joint Surg Br. 1982;64(2):180-4.

23. Loder RT, Nechleba J, Sanders JO, Doyle P. Idiopático epífise femoral capita escorregadio em crianças Amish. J Bone Joint Surg Am. 2005;87(3):543-9.

24. Diwan A, Diamond T, Clarke R, Patel MK, Murrell GA, Sekel R. Epifisión femoral de deslize familiar: um relatório e considerações na gestão. Aust N Z J Surg. 1998;68(9):647-9.

25. Spero CR, Masciale JP, Tornetta P, Star MJ, Tucci JJ. Epifisiólise femoral capital deslizante em crianças negras: incidência de condrólise. J Pediatr Orthop. 1992;12(4):444-8.

26. Unsal E, Gülay Z, Günal I. A associação do antigénio HLA-DR4 com artrite crónica juvenil e epífise femoral capital escorregadia. Arch Orthop Trauma Surg. 2001;121(10):571-3.

27. Loder RT, Hensinger RN, Alburger PD, Aronsson DD, Beaty JH, Roy DR, et al. Epifisiólise femoral capitalista associada à radioterapia. J Pediatr Orthop. 1998;18(5):630-6.

28. Mainard-Simard L, Journeau P. Epifisiólise da anca. Feuil Radiol. 2014;54:292- 303.

29. Liu SC, Tsai CC, Huang CH. Epifisiólise femoral capital atípica escorregadia após radioterapia e quimioterapia. Clin Orthop Relat Res. 2004;(426):212-8.

30. Mainard-Simard L. Epifisiólise da anca. Feuil Radiol. 2018; 13(4):1-10.

31. Puylaert D, Dimeglio A, Bentahar T. Encenação da puberdade em epifisiólise femoral capital escorregadia: importância da cartilagem triradiária. J Pediatr Orthop. 2004;24(2):144-7.

32. Loder RT, Wittenberg B, DeSilva G. Epifisiólise femoral capitalista associada a desordens endócrinas. J Ortopedia Pediatra. 1995;15(3):349-56.

33. Maranho DA, Bixby S, Miller PE, Novais PT. Um novo sistema de classificação para a epífise femoral capital escorregadia baseado na relação radiográfica do tubérculo epifisário e do encaixe metafisário. J Bone Joint Surg. 2019;4(4):e0033.

34. Witzel K, Raschka C. Epifisiolysis capitis femoris causada por um trauma menor repetido. MMW Fortschr Med. 2005;147(16):41-3.

35. Moore LK, Dally AF. Anatomia Médica: Aspectos Fundamentais e Aplicação Clínica. Editions de Boeck. 2006;p510.

36. Klein C, Odent T, Glorion C. Epifisiólise femoral superior. Locomoção da aplicação EMC. 2016;14-321-A-21

37. Gordon JE, Abrahams MS, Dobbs MB, Luhmann SJ, Schoenecker PL. Redução precoce, artrotomia, e fixação de parafusos canulados em tratamento de epífise femoral com escorregamento instável. J Pediatr Orthop. 2002;22(3):352-8.

38. Jofe MH, Lehman W, Ehrlich MG. Condrólise após epifisiólise femoral capital escorregadia. J Pediatr Orthop B. 2004;13(1):29-31.

39. Boero S, Brunenghi GM, Carbone M, Stella G, Calevo MG.

Estampagem em epifisiólise femoral capital escorregadio: estudo de seguimento a longo prazo. J Pediatr Orthop B. 2003;12(6):372-9.

40. Denton JR. Fixação com um único parafuso para epifisiólise femoral capital escorregadio. J Cirurgia de articulação óssea Am. 1993;75(3):469.

41. Aronson DD, Carlson WE. Epifisiólise femoral capital deslizante. Um estudo prospectivo de fixação com um único parafuso. J Bone Joint Surg Am. 1992;74(6):810-9.

42. Miyanji F, Mahar A, Oka R, Pring M, Wenger D. Comparação biomecânica de parafusos total e parcialmente rosqueados para fixação da epífise femoral capital escorregadia. J Pediatr Orthop. 2008;28(1):49-52.

43. Upasani V, Kishan S, Oka R, Mahar A, Rohmiller M, Pring M, et al. Análise biomecânica de fixação de parafuso único para epífise femoral de capital escorregadio: são necessárias mais roscas através da física para a estabilidade? J Pediatr Orthop. 2006;26(4):474-8.

44. Dragoni M, Heiner AD, Costa S, Gabrielli A, Weinstein SL. Estudo biomecânico de fixação roscada de 16 mm, roscada de 32 mm, e totalmente roscada SCFE. J Pediatr Orthop. 2012;32(1):70-4.

45. Abu Amara S, Leroux J, Lechevallier J. Cirurgia para epifisiólise femoral de escorregamento capital em adolescentes. Orthop Traumatol Surg Res. 2014;100(1 Suppl):S157-67.

46. Sailhan F, Courvoisier A, Brunet O, Chotel F, Berard J. Continuação do crescimento da anca após fixação da epífise femoral de capital escorregadio utilizando um único parafuso canulado com uma rosca proximal. J Ortopedia infantil. 2011;5(2):83-8.

47. Chen RC, Schoenecker PL, Dobbs MB, Luhmann SJ, Szymanski DA, Gordon JE. Redução urgente, fixação e artrotomia para epífise femoral instável do fémur com escorregamento capital. J Pediatr Orthop. 2009;29(7):687-94.

48. Klein C, Haraux E, Leroux J, Gouron R. Epifisiólise femoral superior. Arch Pediatr. 2017;24(3):301-5.

ANEXOS

Apêndice 1: Classificação Fahey e O'Brien [2].

Esta é a classificação mais antiga, mas ainda é relevante. Fahey e O'Brien

classificar o EFS de acordo com a duração dos sintomas.
- **Forma crónica:** A EFS é considerada crónica quando a dor está presente há mais de 3 semanas. A intensidade da dor é frequentemente moderada.

- **Forma aguda:** Uma EFS é considerada aguda quando a dor tem vindo a evoluir há menos de 3 semanas. A dor é intensa, a impotência funcional é por vezes total.

- **Aguda na forma crónica:** Uma aguda sobre EFS crónica caracteriza-se por uma exacerbação da dor devido a um escorregamento agudo que ocorre sobre um fundo crónico doloroso.

Apêndice 2: Classificação de Loder e Kallio

Actualmente, a classificação clínica e radiológica tendo em conta a estabilidade da epífise é a mais utilizada para orientar as indicações terapêuticas e parece ser a mais correlacionada com o prognóstico.

Clinicamente, a estabilidade depende da capacidade de andar:[6]

- um deslize instável é caracterizado pela impossibilidade de andar, mesmo com as bengalas, independentemente da idade dos sintomas.

- um escorregamento é estável quando se anda e é possível dar apoio com ou sem bengalas.

Ao nível da imagem, a estabilidade depende da existência de uma efusão intra-articular. [7]

Se o ultra-som mostrar um derrame intra-articular, o EFS é considerado instável. Se não houver efusão intra-articular, a epifisiólise é descrita como EFS estável.

Apêndice 3: Classificação radiográfica baseada na medição do ângulo de Southwick [5].

Baseia-se na medição do ângulo de Southwick no filme de perfil. Este ângulo é formado entre o eixo do colo do útero e a linha perpendicular ao eixo da cartilagem cervical. Permite definir três fases de acordo com a gravidade:

- **Etapa I**: Corresponde a um ângulo de inclinação < 30°; deslizamento baixo
- **Etapa II:** Corresponde a um ângulo entre 30° e 60°; escorregamento moderado

- **Etapa III:** Corresponde a um ângulo > 60°; escorregamento grave.

Anexo 4: Pontuação Postel e Merle d'Aubigné (PMA) [6].

		Dor	Mobilidade	Caminhe
6		Não	Nenhuma atitude viciosa : ter em conta apenas a amplitude em flexão Atitude perversa: retirar 1 ponto por 20° ou mais de flexão irredutível ou rotação externa e 2 pontos por 10°. ou + de abdução irredutível, adução, rotação interna Amplitude em flexão ≥ 90°	Estabilidade perfeita Operação normal e ilimitada
5		Raro e leve, não prevenindo actividade normal	Amplitude de flexão de 75 a 85°.	Estabilidade imperfeita Ligeira manqueira com fadiga Cana por vezes para longas distâncias
4		Compatível com a redução da actividade física, permitindo 1/2 hora ou mais de caminhada	Amplitude em flexão de 55 a 70°.	Instabilidade ligeira Coxeio claro Muitas vezes uma bengala para sair
3		Parar a caminhada após 20 minutos	Amplitude em flexão de 35 a 50°.	Instabilidade Forte manqueira Uma cana em permanência
2		Parar a caminhada após 10 minutos	Amplitude de flexão < 30	Alta instabilidade 2 bengalas, 1 bengala, por vezes
1		Muito interessado em mobilizar e apoiar, fazer permitindo apenas alguns passos	Redução da flexão + importante atitude viciosa	Apoio monopodal não possível 2 muletas ou muletas de cana
0		Muito animado e permanente, não permitir caminhar, confinando o paciente à cama e causando insónia	Redução da flexão + importante atitude viciosa	Em pé não é possível Apoio não é possível Agarrar

Avaliações baseadas no total de pontos:

Total de pontos	Resultado
18	Excelente
15-17	Bom
12-14	Médio
<12	Mau

BIOMECÂNICA DA EPIFISIÓLISE FEMORAL DE CAPITAL ESCORREGADIO EM ADOLESCENTES: FACTORES DE RISCO E CRITÉRIOS DE ESTABILIDADE

Abstrato

Antecedentes:
A etiopatogenia da epifisiólise femoral capital escorregadia (SCFE) ainda não foi compreendida, mas vários factores de risco foram sugeridos. O denominador comum entre todos os factores de risco é a diminuição da resistência biomecânica da cartilagem de crescimento sob o capital e o seu anel pericondral.
Os objectivos eram identificar os factores biomecânicos envolvidos na ocorrênca da epífise femoral superior através de uma série de casos e de uma revisão da literatura e estudar os factores biomecânicos de estabilidade da epífise femoral superior após o aparafusamento percutâneo permitindo a cura sem sequelas.

Métodos:
A análise estatística dos dados foi realizada utilizando o SPSS. Os resultados foram avaliados clinicamente pela pontuação PMA e radiologicamente pelo cálculo do ângulo de inclinação residual.

Resultados:
O principal factor biomecânico envolvido na ocorrência de SCFE foi a obesidade. Foi identificado em 58% dos casos com um morfótipo adipose-genital que representava 11%. O segundo factor foi a perturbação hormonal com uma idade de início de 9 anos. Os factores biomecânicos para a estabilidade do aparafusamento foram o diâmetro do parafuso e o tipo de rosca, todos os nossos parafusos tinham 7mm de diâmetro de rosca total. O segundo factor era a centralização do parafuso e o número de voltas que seguram a tampa epifisária. Observámos apenas um caso de progressão de deslizamento após o aparafusamento. O terceiro factor foi a proibição de apoio pós-operatório durante 6 semanas para todos os nossos pacientes. O resultado global foi excelente a bom.

Conclusão:
A identificação dos factores biomecânicos envolvidos na génese do SCFE permite a fixação profiláctica para a anca saudável. O conhecimento dos factores biomecânicos durante a colocação do parafuso cefálico é a garantia de uma osteossíntese estável.

Palavras-chave: Biomecânica, Sistema músculo-esquelético, Epifisiólise femoral com escorregamento, Percutaneous pinning

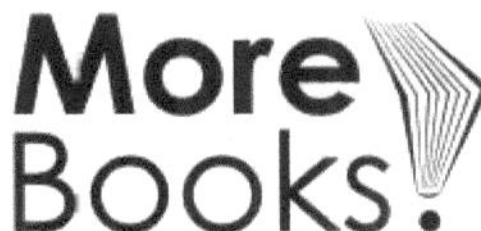

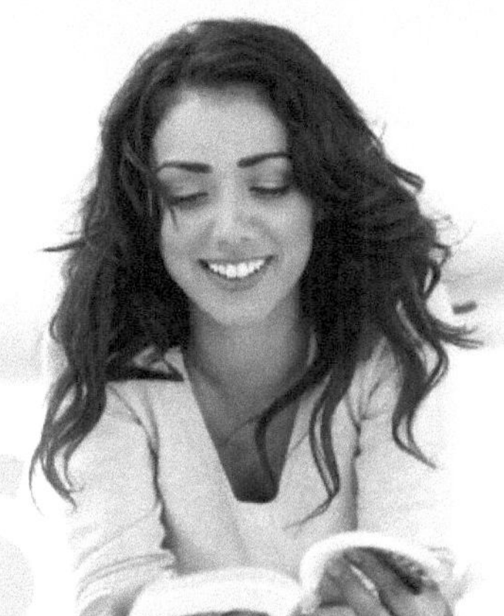

I want morebooks!

Buy your books fast and straightforward online - at one of world's fastest growing online book stores! Environmentally sound due to Print-on-Demand technologies.

Buy your books online at
www.morebooks.shop

Compre os seus livros mais rápido e diretamente na internet, em uma das livrarias on-line com o maior crescimento no mundo! Produção que protege o meio ambiente através das tecnologias de impressão sob demanda.

Compre os seus livros on-line em
www.morebooks.shop

KS OmniScriptum Publishing
Briv bas gatve 197
LV-1039 Riga, Latvia
Telefax: +371 686 204 55

info@omniscriptum.com
www.omniscriptum.com

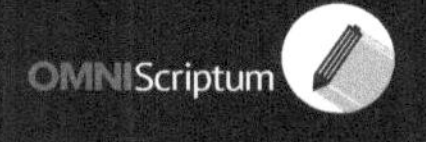

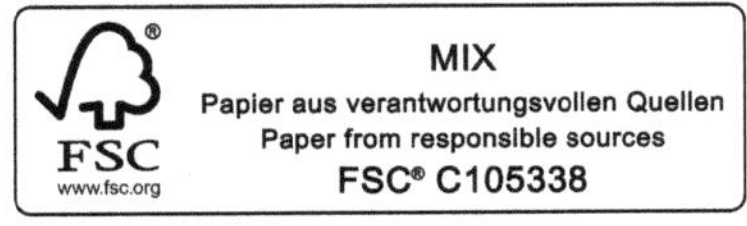

Printed by Books on Demand GmbH, Norderstedt / Germany